NOTICE

SUR LE

MASSAGE MÉDICAL

PAR

Mmes BAILLET & ROUSSEAU

DIPLOMÉES

ATTACHÉES AUX HÔPITAUX DE PARIS

PARIS

CHEZ LES AUTEURS, 5, RUE BERRYER

1890

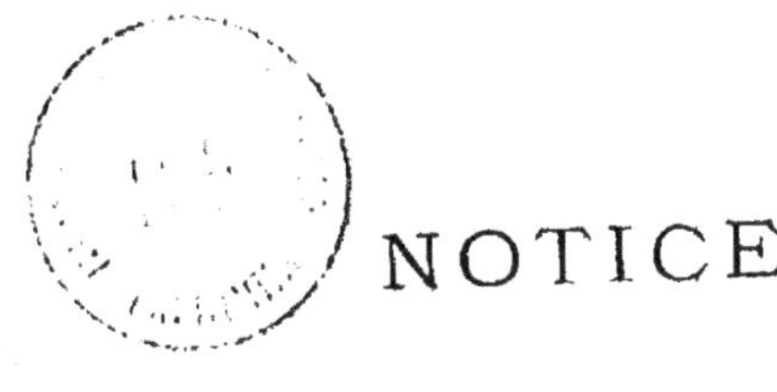

NOTICE

SUR LE

MASSAGE MÉDICAL

NOTICE

SUR LE

MASSAGE MÉDICAL

La présente note, dénuée de toute prétention, n'a d'autre but que d'appeler l'attention du corps médical sur une pratique qui ne saurait exister sans son assentiment et son aide, pratique qui rend tous les jours des services importants.

Sous le nom de *Massage Médical*, on doit comprendre une série de manipulations exercées sur la surface du corps, dans le but de modifier certains états pathologiques ou physiologiques.

Dans la pratique courante, on se sert de divers procédés qui sont généralement laissés au tact de l'opérateur ; mais celui-ci doit toujours faire de son mieux, pour obtenir le résultat qu'indique le médecin dans sa prescription.

La pratique comprend : le *Massage proprement dit*, le *pétrissage*, la *malaxation*, l'*appuyage*, le *tapotement*, l'*écrasement*, la *gymnastique articulaire*, la *friction énergique*, qu'on pratique dans un sens quelconque, suivant le cas, et enfin la *douce friction*, qu'on nomme aussi l'*effleurage*.

Ces divers procédés seraient trop longs à décrire ici, et n'offriraient aucun intérêt. Nous nous proposons de montrer comment agit le massage sur un sujet soumis à ce traitement, et comment une cure peut en résulter.

Sans entrer dans les petits moyens professionnels, il nous suffira de signaler quelques grandes lignes, qui expliqueront comment agit le massage et comment s'opère une cure.

DU MASSAGE
DANS LES ÉPANCHEMENTS VISIBLES ET TRANGIBLES

Etant donné un épanchement dans une région quelconque du corps, ou localisé dans une articulation, le masseur n'a pas à s'inquiéter si l'épanchement provient d'une cause externe ou d'une cause générale ; ceci est une question d'étiologie qui regarde le médecin. Le masseur n'a qu'à faire disparaître l'épanchement par des procédés classiques, qui sont du ressort de la pratique courante, et qui s'apprennent comme toutes choses, en pratiquant beaucoup. Mais la loi qui préside à ces dégorgements est celle ci : faire de telle sorte que les pressions exercées se fassent de la périphérie au centre, car c'est toujours dans le sens des veines et des vaisseaux lymphatiques que doivent se diriger les liquides épanchés, pour qu'ils puissent être résorbés.

Ce qu'il faut retenir surtout, c'est que le massage agit de deux façons bien distinctes, l'une qui est toute physique, et l'autre toute vitale, bien que ces deux modes d'action ne soient pas séparables. Je m'explique.

Pousser un liquide vers ses voies d'évacuation ou de résorption, par une pression mécanique, c'est donner un coup de balai dans la direction de l'égout collecteur ; la main qui opère semble n'avoir qu'un avantage sur les moyens mécaniques étrangers à l'homme, c'est d'être plus douce, d'une chaleur plus égale, de s'adapter plus parfaitement à la forme du membre, et d'employer une force proportionnelle au degré de résistance, mais somme toute, c'est un moyen physique plus ou moins parfait. Cette distribution graduelle et proportionnelle des forces déployées par le masseur fait que, malgré les pressions souvent énergiques, le malade n'accuse aucune douleur ; bien au contraire, dans une lésion primitivement douloureuse, le résultat final est, non seulement la disparition de la douleur, mais encore un état de bien-être évident ; ce qui fait dire souvent au malade, que la main de l'opérateur est douce, légère, bonne, bienfaisante, etc. Il est certain que si des pressions énergiques ou désordonnées, non graduelles, sont déployées dès l'abord, la souffrance se réveille si elle n'existait pas, et redouble dans le cas contraire; mais n'y a-t-il que le déploiement de force qui fasse disparaître la douleur et endorme en quelque sorte la sensibilité normale ou pathologique? Ne faut-il pas admettre que l'acte mécanique développe un certain degré d'électricité, ou d'électro-magnétisme, ou d'influence quelconque, qui amène l'engourdissement auquel nous faisions allusion plus haut.

L'action calmante de l'effleurage en est une preuve. Nous appellerons cette seconde influence, l'acte vital.

C'est ainsi qu'après chaque séance de massage, on constate un mieux sensible avec une diminution très grande de l'épanchement.

Le masseur devient le véritable collaborateur du médecin, pourvu qu'il sache atteindre le but que le médecin se propose et qu'il n'empiète jamais sur ses prérogatives, qu'il se montre sérieux et habile dans son art, qu'il connaisse assez bien son anatomie pour suivre certaines règles, et qu'il fasse de belles cures. Le corps médical de Paris occupe un grand nombre de masseurs, et il en occuperait certainement davantage s'il trouvait des masseurs convenables et bien préparés au but qu'il se propose d'atteindre, dans différentes affections où le massage est indiqué, telles que : les anémiques, les personnes trop puissantes,les entorses, les arthrites, les paralysies, les suites de fractures, les maladies par ralentissement de la nutrition ,etc., etc.

Nous n'insistons pas davantage sur ces différentes affections qui sont de la pratique commune, et nous passons au chapitre.

DU MASSAGE DANS LES AFFECTIONS PROFONDES

Non seulement le massage est appliqué dans les cas précités, mais encore il trouve son emploi dans les atonies profondes, en réveillant la vitalité, comme on réveille un dormeur en lui frappant sur l'épaule.

Les malaxations intestinales produisent de merveilleux effets dans les constipations d'origine porésique, car non seulement l'action physique exercée sur le trajet du gros intestin fait cheminer les matières vers leur sortie naturelle, mais encore l'action vitale des mains rappelle l'énergie des ondulations péristaltiques. Contrairement aux purgatifs, qui n'ont qu'une action temporaire, le massage guérit la constipation et pour longtemps. Et tout d'abord, disons ce qu'est habituellement la constipation.

La constipation est le plus généralement une simple paresse du gros intestin : les matières cheminent lentement, trop lentement, à travers les replis nombreux qui s'y trouvent ; ces matières se dessèchent par une lenteur désespérante et n'arrivent à la porte de sortie que poussées par la plénitude de l'intestin. On ne va à la selle que par regorgement. De là une gène véritable, une pesanteur de tout l'abdomen, qui contient les matériaux de douze ou quinze repas, alors que physiologiquement il doit en contenir deux tout au plus.

Comment cette paresse se produit-elle ? souvent par des écarts du régime, par l'absorption de matériaux incendiaires, par des boissons trop alcooliques, par de trop fortes doses de café dont le principe actif, la caféine, produit une véritable paralysie des fibres circulaires de l'intestin. Les mouvements péristaltiques ne se font plus ou se font mal.

Une autre cause de paresse se produit aussi par le défaut d'habitude régulière ; on ne sait pas assez le rôle que joue la régularité dans une fonction, on sait cependant que l'estomac a ses exigences à ses heures et demande impérieusement à fonctionner ; mais dès qu'il s'agit d'évacuation, il semble que plus on retarde ce moment, plus on croit en avoir moins besoin.

C'est là un grand tort : cette corvée devrait faire partie du petit lever, au même titre que la toilette ; il faut se débarrasser de ses impuretés, d'où qu'elles viennent, l'habitude activera la fonction. Généralement on ne va aux petits endroits que talonné par l'absolue nécessité, et encore ! Il s'ensuit qu'on se congestionne tous les organes du petit bassin, la fièvre locale s'en mêle, les matières durcissent et les fonctions se paralysent ; de là des constipations opiniâtres, qui ne cèdent qu'à force de lavements ou de purgatifs, alors qu'on sait cependant que plus on se purge, plus on devient constipé ! c'est une règle invariable. Que faut-il pour rappeler les fonctions normales ?

La première chose à faire, c'est de s'adresser à l'hygiène, cette grande guérisseuse ! Il faut modifier son genre d'alimentation, mouiller largement son vin, s'abstenir de café, prendre de l'exercice au grand air après chaque repas, et surtout fonctionner à heure fixe. Si tous ces moyens hygiéniques ne suffisent pas pour triompher d'une constipation opiniâtre, seul, le massage est absolument indiqué.

Comment agit le massage dans ce cas ? D'abord mécaniquement, en suivant le trajet du gros intestin. On applique la paume de la main gauche sur les dernières phalanges dorsales de la main droite, de façon à présenter une plus longue surface qu'avec une seule main ; l'opérateur pose ensuite ses mains ainsi disposées, de façon que le talon de la main droite soit placé dans l'aine droite du patient, et que l'extrémité des doigts de la main gauche remonte jusqu'au flanc droit, c'est alors que l'opérateur produit un mouvement vermiculaire, allant du talon de la main droite à l'extrémité de la main gauche, chassant ainsi dans le sens de l'intestin les matières qui y séjournent. Dès qu'on a suffisamment massé le càlon ascendant, on en fait autant pour le càlon transverse, et enfin on opère de même pour le càlon descendant et pour l'iliaque, en ayant toujours soin de garder la première position des mains, de façon à développer la plus grande surface possible, et non pas ce prolongement à pleines mains qu'on voit faire aux masseurs inexpérimentés, qui ont l'air de gâcher du plâtre dans une auge, sans s'inquiéter de la direction de l'intestin et des meurtrissures profondes qu'ils peuvent y produire.

Le massage n'agit pas seulement mécaniquement, il apporte aussi une action essentiellement vitale dans un intestin paresseux, car il faut tenir grand compte des influences fortifiantes que dégagent deux mains saines. Pour en donner la preuve, il nous suffira de dire : Si vous avez froid aux pieds, cinq minutes de chaufferette suffisent pour y rappeler la chaleur ; mais dix minutes après, vous avez aussi froid qu'avant. Au contraire, faites-vous réchauffer les pieds par des mains bienveillantes, et vous aurez chaud pendant des heures. Il y a donc chaleur et chaleur.

Les coliques hépatiques elles-mêmes, qui sont si douloureuses et si longues, sont souvent calmées et leur durée fort diminuée, par un massage rationnel dans la région du foie ; les calculs tombent rapidement dans l'intestin, et la souffrance cesse aussitôt. Mais ce qu'il y a de remarquable dans l'action du massage, c'est que le patient, qui n'est que médiocrement soulagé par les topiques, et temporairement par la morphine, ressent aussitôt un grand bien-être, lorsque des mains exercées viennent malaxer la région douloureuse. Il se rend parfaitement compte du cheminement des calculs et de l'apaisement des douleurs.

On peut en dire autant des coliques néphrétiques, malgré l'éloignement du siège douloureux qu'on ne peut guère pétrir à travers les parois abdominales, ni atteindre par la région lombaire, et cependant si l'action mécanique est moins directe, le soulagement n'en est pas moins marqué, et la durée de la crise considérablement abrégée.

Le massage rétablit la circulation périphétique dans les cas de choléra, relève la température amoindrie et fait disparaître les douleurs abdominales, conduisant à la guérison, aidé, bien entendu, par une thérapeutique médicale active. En un mot, le massage est aujourd'hui d'un très grand secours dans les affections de l'abdomen. Pour la femme en travail d'enfantement, le massage a pour effet de diminuer la douleur, d'abréger considérablement l'accouchement et de rétablir la position du fœtus.

Dans les affections de l'utérus, le massage agit d'une façon très efficace, surtout dans les rétroversions et les rétroflexions avec adhérences. Nul autre moyen thérapeutique n'offre les mêmes ressources avec aussi peu de dangers.

En effet, deux doigts étant introduits dans le vagin, on obtient par des efforts gradués de soulèvement et de latéralité, combinés avec une malaxation faite de l'autre main sur le bas-ventre, une amélioration rapide de toutes les affections utérines et même de ses annexes : c'est ainsi qu'on voit disparaître des sensibilités ovariques, des salpingites, des métrites parenchymateuses et même des endométrites chroniques qui paraissaient inguérissables avec les moyens ordinaires. Chez l'homme, on obtient aussi des résultats merveilleux du côté de la vessie, on ramène très facilement l'érection qui avait disparu depuis bien des années.

Comment peut-on expliquer ces guérisons ? Cela nous semble facile, si l'on veut bien considérer qu'une gymnastique rationnelle de ces organes doit amener d'abord la rupture des tactus gélatino-fibreux, produisant des adhérences si préjudiciables à la mobilité normale de l'utérus dans le petit bassin, et lorsque la mobilité de l'utérus existe, on n'a plus à craindre les stases sanguines produites par l'apport du sang artériel sans la compensation du fonctionnement des veines de retour, car celles-ci étant superficielles, se laissent aplatir ou couder, de sorte que la déplétion sanguine ne se fait plus ou se fait imparfaitement. De là ces troubles si divers qui compromettent à jamais la santé des pauvres femmes condamnées à la compression forcée et à l'étranglement des organes pelviens dans la bague osseuse et inextensible du petit bassin.

Ramener la mobilité d'un organe, c'est assurer sa circulation normale, et par conséquent son intégrité fonctionnelle. c'est ainsi qu'on explique ces cures merveilleuses qui se manifestent parfois du jour au lendemain, par le retour d'une circulation, interrompue par une compression ou par une flexion.

La poitrine elle-même est justiciable du massage, malgré l'obstacle des côtes ; sous son influence, des dyspnées rebelles disparaissent, l'asthme se modifie, et des épanchements pleurétiques se résorbent.

Il n'est pas jusqu'aux organes des sens qui ne soient heureusement modifiés par un massage méthodique. Des miracles se sont produits dans certaines affections visuelles, qui avaient pour cause des exsudats ou un trouble dans la tension du milieu aqueux ou sanguin, là où des ponctions étaient habituellement la seule ressource, mais ressource toujours fort précaire et souvent dangereuse.

L'ouïe elle-même a été fort heureusement modifiée par des massages spéciaux, où l'action mécanique semble ne pas devoir être comptée pour beaucoup, et enfin certaines paralysies faciales ont disparu assez rapidement sous l'influence d'un massage méthodique.

Dans l'insomnie, le massage général a un effet certain. (Dowse et Murrel). Le résultat n'est pas seulement certain, mais prompt, le malade pouvant généralement dormir après la première séance. Mais il faut un massage fort bien fait, car « il y a une manière de frotter qui irrite et excite les nerfs », et on a produit ainsi des congestions cérébrales aiguës attribuées à ce seul motif.

Chorée. — Le massage donne les meilleurs résultats dans cette maladie. Au début, massage général, puis mouvements passifs, ensuite gymnastique. Par ce seul traitement, Blanche a rapporté 108 guérisons sans récidive.

Dans la paralysie agitante, le massage général produit une sensation de bien-être très appréciée par les malades ; il améliore l'état général, supprime les sensations de chaleur et constitue encore le seul palliatif sérieux que l'on puisse opposer à cette affection ; on peut l'associer à la pendaison, conseillée récemment par le célèbre docteur Charcot.

Ainsi donc cet aperçu général sur les effets mécaniques et physiologiques du massage, que nous pourrions remplir de nombreuses observations personnelles, démontre que nous sommes convaincu qu'il y a bien deux actions dans le massage, l'une absolument physique, l'autre absolument vitale, et que la force déployée n'est pas avant tout l'agent curatif principal, mais qu'on doit tenir grand compte de l'action dynamique du massage, autrement dit de son action vitale.

Faisant du massage notre profession, nous tenons à nous présenter au Corps médical en nous soumettant entièrement à lui, c'est pourquoi nous terminons notre petit travail par ces quelques mots :

« Le massage est un agent curatif puissant ; il doit être pratiqué par un spécialiste bienveillant, toujours soumis aux conseils éclairés du médecin traitant. »

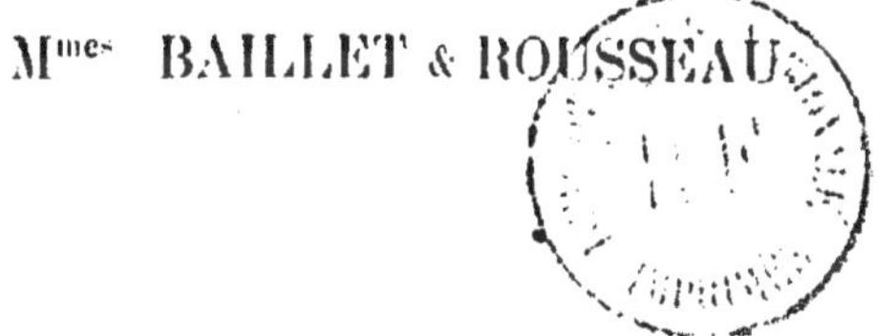

Mmes BAILLET & ROUSSEAU.

Vichy, le 28 Août 1890.

Vichy, imp. Wallon.

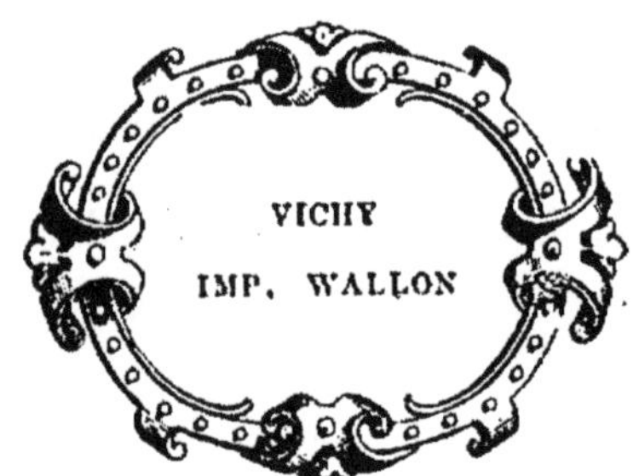
VICHY
IMP. WALLON

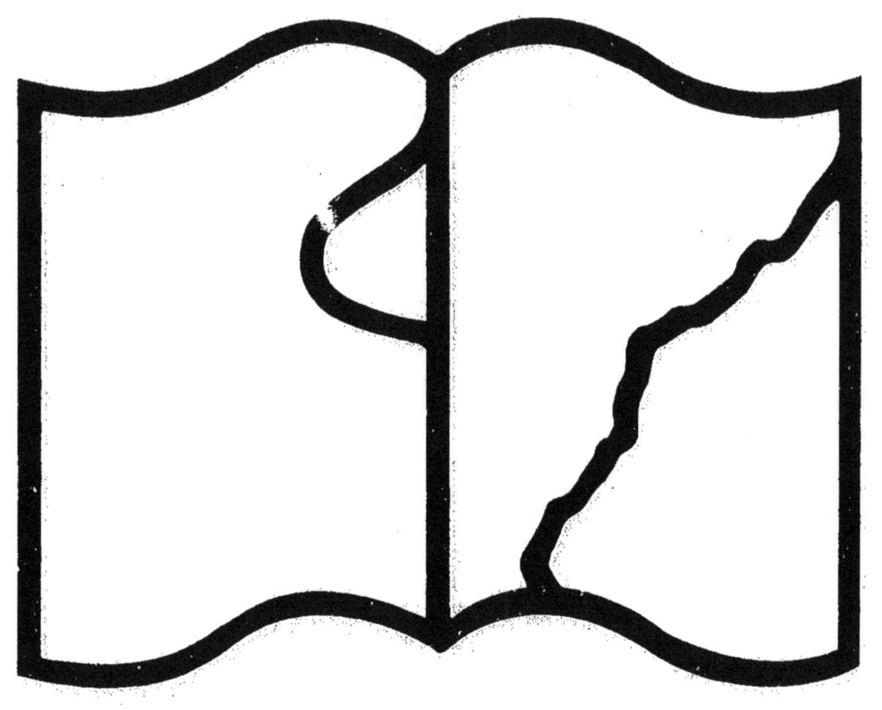

Texte détérioré — reliure défectueuse

NF Z 43-120-11

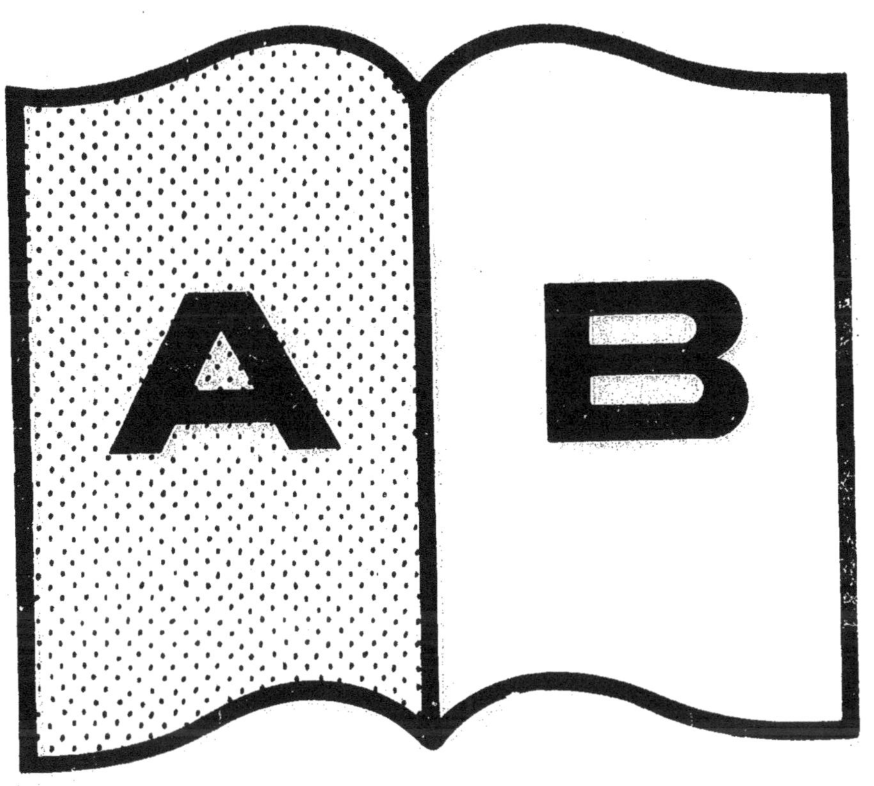

Contraste insuffisant

NF Z 43-120-14

www.ingramcontent.com/pod-product-compliance
Ingram Content Group UK Ltd.
Pitfield, Milton Keynes, MK11 3LW, UK
UKHW031057260726
13965UKWH00006B/2196

9 782012 786493